„Alle Musik wird geboren
im Herzen der Menschen."

Lü Buwei
(chinesischer Kaufmann, Politiker und Philosoph)

Über den Autor:
Philipp Homer Graff, geboren 1981 bei Luxemburg, geht seit über 15 Jahren der Frage nach, was besonders gesunde und langlebige Menschen auszeichnet. Stets hält er sich mit aktuellen Studien in international anerkannten, wissenschaftlichen Fachzeitschriften zum Thema Gesundheit und Langlebigkeit auf dem Laufenden. Die so gewonnenen Erkenntnisse nutzt er für seine Bücher. Der diplomierte Wirtschaftswissenschaftler arbeitete bereits im Management eines internationalen Lebensmittelkonzerns. In seinem Studium beschäftigte er sich u.a. mit Gesundheitsökonomie. Er ist Unternehmer, Berater/Coach und Autodidakt.

Philipp Homer Graff

MOZART MEDIZIN

Musik und ihre heilende Wirkung.

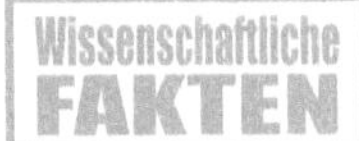

Die Ratschläge in diesem Buch sind vom Autor sorgfältig erwogen und geprüft worden. Sie bieten jedoch keinen Ersatz für kompetenten medizinischen Rat. Alle Angaben in diesem Buch erfolgen daher ohne jegliche Gewährleistung oder Garantie seitens des Autors. Eine Haftung des Autors und seiner Beauftragten für Personen-, Sach- und Vermögensschäden ist ebenfalls ausgeschlossen.

IMPRESSUM

by Philipp Homer Graff, Giselastr. 18, 80802 München, Germany.

Kontakt: info@moretimeonearth.com

Inhalt

Einführung 7

Musik als erfolgreiche Therapie von der Psyche (z.B. Stress) bis zur Physis (z.B. Allergien) 11

Wie Musik effektiv von chronischen Schmerzen befreien kann und welche Musik optimal hilft 15

Warum Musik einen regenerierenden Schlaf fördert 19

Mit Musik das Gedächtnis fit halten und gegen Demenz vorgehen 25

Musikalische Ausbildung und IQ 29

Singen im Chor macht nachweislich glücklicher und gesünder 33

Körperlich fitter mit Unterstützung von Musik 37

Die Psyche liebt Klassik 41

Wissenschaftliches Quellenverzeichnis 45

Einführung

Mit Musik fühlen wir uns wohl, das ist kein Geheimnis. Jeder macht sich Musik zu Nutze, um die Stimmung zu verbessern, leichter trainieren zu können oder sich bei der Arbeit zu motivieren. Wenig überraschend ist das natürlich ausreichend wissenschaftlich belegt, doch erstaunlicherweise wird die Wirkung von Musik extrem unterschätzt. Musik wirkt nicht nur auf psychischer Ebene besser als Medikamente mit erheblichen Nebenwirkungen, sondern liefert sogar auf physischer Ebene nachweisbare und faszinierende Ergebnisse für die Gesundheit.

Wir Menschen musizieren schon seit mindestens 40.000 Jahren. Die ersten eindeutig erkennbaren Musikinstrumente, Knochenflöten auf der Schwäbischen Alb, stammen aus dieser Zeit. Evolutionsforscher sind sich allerdings sicher, dass schon lange vorher Musik in der Kultur des Menschen ein wesentlicher Bestandteil war. Da die Instrumente meist aus organischen Materialien, welche sich relativ schnell zersetzen, hergestellt waren, findet man heute nur noch mit viel Glück Fundstücke aus dieser prähistorischen Zeit. Fakt ist, dass Musik in der Geschichte des Menschen seit jeher eine zentrale Rolle spielte und spielt, sei es zur Unterhaltung, bei Zeremonien und anderen Veranstaltungen oder als Kommunikationsmittel.

Musik als Behandlungsmethode oder zumindest begleitende Therapie wird schon seit Tausenden von Jahren eingesetzt. Schriftlich festgehaltene Beweise dazu finden sich spätestens in der Bibel im Alten Testament (1. Samuel 16,14-23): „Der Geist des Herrn war von Saul gewichen; jetzt quälte ihn ein böser Geist, der vom Herrn kam. Da sagten die Diener Sauls zu ihm: Du siehst, ein böser Geist Gottes quält dich. Darum möge unser Herr seinen Knechten, die vor ihm stehen, befehlen, einen Mann zu suchen, der die Zither zu spielen versteht. Sobald dich der böse Geist Gottes überfällt, soll er auf der Zither spielen; dann wird es dir wieder gut gehen. Saul sagte zu seinen Dienern: Seht euch für mich nach einem Mann um, der gut spielen kann, und bringt ihn her zu mir! Einer der jungen Männer antwortete: Ich kenne einen Sohn des Betlehemiters Isai, der Zither zu spielen versteht. Und er ist tapfer und ein guter Krieger, wortgewandt, von schöner Gestalt, und der Herr ist mit ihm. Da schickte Saul Boten zu Isai und ließ ihm sagen: Schick mir deinen Sohn David, der bei den Schafen ist. Isai nahm einen Esel, dazu Brot, einen Schlauch Wein und ein Ziegenböckchen und schickte seinen Sohn David damit zu Saul. So kam David zu Saul und trat in seinen Dienst; Saul gewann ihn sehr lieb, und David wurde sein Waffenträger. Darum schickte Saul zu Isai und ließ ihm sagen: David soll in meinem Dienst bleiben; denn er hat mein Wohlwollen gefunden. Sooft nun ein Geist Gottes Saul überfiel, nahm David die Zither und spielte darauf. Dann fühlte sich Saul erleichtert, es ging ihm wieder gut und der böse Geist wich von ihm."

Auch die alten Griechen nutzten Musik schon zur begleitenden Behandlung von Krankheiten, ob auf psychischer oder physischer Ebene. Sie glaubten, dass die Heilung der Seele durch Musik auch den Körper heile. Es wurden sogar spezielle musikalische Anwendungen für verschiedene Krankheiten entwickelt. So wurde z.B. bei Gicht auf den wechselhaften Klang von Flöte und Harfe gesetzt. Asklepios war der erste, welcher Musik einsetzte, um zornige Menschen zu beruhigen.[1]

Im 10. Jahrhundert brachte der persische Arzt Haly Abbas die erste umfangreiche Enzyklopädie der damaligen Medizin heraus, welche sogar noch 500 Jahre später in Venedig gedruckt wurde. Der berühmte Mediziner setzte bereits auf Musik zur Behandlung von Schmerzen bei Kleinkindern. Unter Melancholie leidende Patienten behandelte er mit lieblichem Gesang.[2] Nicht zu vergessen sind auch die zahlreichen Anwendungen von Musik, welche Medizinmänner bei diversen indigenen Völkern schon lange als Heilmethode einsetzen.

„Musik und Rhythmus finden ihren Weg zu den geheimsten Plätzen der Seele."

Platon

(antiker, griechischer Philosoph)

Musik als erfolgreiche Therapie von der Psyche (z.B. Stress) bis zur Physis (z.B. Allergien)

In einem medizinischen Wissenschaftsmagazin ist bereits im Jahr 1914 ein Artikel zum Thema Musik und Medizin mit der Überschrift „Plattenspieler im Operationssaal" zu finden. Die Idee dahinter war die nur lokal betäubten Patienten von den Schmerzen der Operation abzulenken und die Gedanken auf angenehmere Dinge zu lenken.[3] Laut Aussage des ausführenden Mediziners hat diese Methode ziemlich gut funktioniert. Mittlerweile werden glücklicherweise Patienten bei derartigen Operationen in Narkose versetzt und bekommen so gar nichts mehr von dem Leid früherer Generationen während der Operation mit.

Doch auch heute kommt Musik bei Operationen noch zum Einsatz. Natürlich nicht mehr während der Operation, sondern vor einer Operation. Denn Patienten leiden bei einem bevorstehenden Eingriff oft unter Furcht und Angst, welche üblicherweise mit angstlindernden Medikamenten (sog. Anxiolytika) behandelt werden. Diese Medikamente haben allerdings meist auch Nebenwirkungen, wie eben die meisten Arzneien. Eine schwedische Forschergruppe hat sich gedacht, warum probieren wir es nicht einfach mal mit entspannender Musik. Knapp 400 Patienten, die sich gerade vor einer Operation befanden, wurden dazu untersucht. Die eine Hälfte bekam das gängige Medikament (hier: Midazolam) verabreicht und die andere Hälfte der Patienten wurde mit entspannender Musik (hier: Kenny G – ein Sopransaxophonist im Pop-Jazz Bereich) beschallt. Mit einem anerkannten Messverfahren des Angstzustands wurden alle Patienten vor und nach der Beschallung durch Musik bzw. Medikamenteneinnahme befragt. Das überraschende Ergebnis der Studie: die Musik wirkte eindeutig stärker als das Medikament.[4] Eine teure Arznei mit nicht unerheblichen Nebenwirkungen wirkt also erheblich schlechter als eine praktisch kostenlose und völlig risikofreie Beschallung mit Entspannungsmusik. Wenn diese Musik (wie Soft-Jazz) nachweislich vor Operationen wirkt, ist sie selbstverständlich auch im Alltag bei Angst, Furcht bzw. Stresssituationen sinnvoll.

Nicht nur vor extremen Eingriffen bei Erwachsenen ist Musik sinnvoll, auch generell bei medizinischen Verfahren aller Art bei Kindern wurden schon mit Musik erfreuliche Resultate erzielt. 19 Studien mit Kindern zwischen einem Monat bis 18 Jahre alt mit über 1.500 Teilnehmern, welche Schmerz und Angst in Bezug auf Musik bei medizinischen Interventionen untersuchten, wurden dazu genauer unter die Lupe genommen. Ob bei zahnärztlichen Eingriffen oder Blutentnahmen, die Beschallung mit Musik reduzierte stets den empfundenen Schmerz und die Angst der Kinder in der jeweiligen Situation.[5] Kinderärzte und Zahnärzte sollten auf jeden Fall Musik als begleitende Therapie in Betracht ziehen, um angstfreie Patienten zu haben.

Musik wirkt beruhigend, das wussten wir alle eigentlich schon immer. Obige Studien haben das nur nochmals eindeutig bewiesen. Was noch interessanter ist, ist doch die Frage, ob Musik auch direkt Einfluss auf unseren Körper hat und nicht nur auf unser Gehirn (wie Befreiung von Angst oder Schmerz). Japanische Wissenschaftler führten dazu ein spannendes Experiment durch. Patienten mit einer atopischen Dermatitis verbunden mit einer Latexallergie wurden dazu als Versuchsteilnehmer ausgewählt. Injiziert man diesen nun Latex in die Haut, bekommen sie logischerweise extreme Hautausschläge an diesen Stellen. Bei der Studie durften die Allergiker in einem zweiten Test 30 min lang Mozart hören, bevor sie den Latex verabreicht bekamen. Das verblüffende Ergebnis: Die Ausschläge fielen jetzt nur noch minimal aus. Allerdings funktionierte das Ganze nur bei Musik von Mozart, bei anderen Komponisten, ob Beethoven, Haydn, Schubert oder Brahms änderte sich die allergische Reaktion nicht.[6] Musik von Mozart besitzt offensichtlich ein Alleinstellungsmerkmal, wenn es um die Minimierung allergischer Reaktionen geht.

Mozart Musik hat unglaubliche Wirkungen nicht nur auf die Psyche, sondern wie wir gesehen haben sogar auf die Physis. Doch es kommt noch besser. Die Forscher gingen noch einen Schritt weiter und nahmen von den Teilnehmern, nachdem sie 30 min Mozart gehört hatten, Blutproben. Diese brachten sie in einer Petrischale mit Latex in Kontakt und analysierten dann die Antikörperantwort. Die weißen Blutkörperchen zeigten sogar außerhalb des Körpers eine abgeschwächte allergische

Reaktion, wenn der Versuchsteilnehmer, dem das Blut entnommen wurde, zuvor Mozart hören durfte.[6] Und wiederum war bei anderen Komponisten kein Effekt nachweisbar, d.h. Mozart spielt hier in einer anderen Liga. So jetzt könnte man doch Angst bekommen Mozart zu lauschen, denn es könnte ja sein, dass diese Musik unser Immunsystem generell abschwächt, was ja nicht gerade gesund wäre. Auch das haben die japanischen Forscher untersucht, indem sie eine Chemikalie in die Haut spritzten, die bei allen Menschen Reaktionen hervorruft, nicht nur bei Allergikern. Dabei hatte die Musik von Mozart erstaunlicherweise keinerlei Auswirkungen.[6] Nur bei krankhaften allergischen Reaktionen scheint Mozart seine Wirkung zu entfalten und in diesen Fällen selektiv einzuschreiten. Allergiker sollten also häufiger Stücke von Mozart hören, um die Auswirkungen von Allergien einzudämmen.

Wie Musik effektiv von chronischen Schmerzen befreien kann und welche Musik optimal hilft

Unser allgemeines Wohlbefinden kann durch das Hören von Musik bereichert werden, das kann jeder leicht nachvollziehen. Ein stetig wachsendes und höchst interessantes Forschungsgebiet beschäftigt sich mittlerweile mit der Frage, wie Musik helfen kann sogar Schmerzen und die damit verbundenen negativen Effekte zu mildern. Eine Beispielstudie, bei der extreme Schmerzen behandelt wurden, untersuchte Krebspatienten. Knapp 130 in der Klinik versorgte Patienten wurden zur Hälfte konservativ behandelt – also nur mit regulären Schmerzmitteln – und die andere Hälfte zusätzlich mit Musik für 30 min. Die Auswahl der Musik erfolgte dabei individuell mit den Patienten: von Volksliedern, Buddhistischen Hymnen (die Studie fand in Taiwan statt) bis zu Harfen- und Klaviermusik.

Nach 30 min ihrer präferierten Musik konnten bei immerhin 42% der Teilnehmer die Schmerzen um 50% gelindert werden, während bei der Kontrollgruppe (nur das Schmerzmittel) sich eine solche Besserung nur bei 8% einstellte.[7] Unabhängig von der gewählten Musik war die Wirkung gleich effektiv. Sanfte Musik bietet offensichtlich eine Möglichkeit sicher (ohne jedes Risiko) und effektiv die Lage von Schmerzpatienten zu verbessern. Die Autoren der Studie empfehlen daher bei solchen Patienten generell zum Schmerzmittel beruhigende und vertraute Musik anzubieten. Selbst auf Intensivstationen konnte gezeigt werden, dass eine begleitende Musikbeschallung den Blutdruck, z.B. bei Herzpatienten, senken kann.[8]

Eine Metastudie, die über 50 Studien zum Thema Musik und Schmerzlinderung zusammenfasste, stellte fest, dass Musik die Wahrscheinlichkeit, eine Schmerzlinderung zu erfahren, um 70% erhöhen kann.[9] Interessant ist auch, dass der Bedarf an Schmerzmitteln mit ihren nicht unerheblichen Risiken und Nebenwirkungen einfach durch Musik gesenkt werden kann. Drei Studien konnten das beweisen, indem der Bedarf an Opioid zwei Stunden nach einem chirurgischen Eingriff gemessen wurde. Die Patienten, welche Musik hören durften, brauchten ganze 20% weniger Morphium als die Vergleichsgruppe ohne Musikgenuss.[9] Umso weniger Schmerzmittel verabreicht werden, umso geringer ist einerseits das Risiko von fatalen Nebenwirkungen und andererseits sinken parallel dazu die Kosten für unser Gesundheitssystem.

Was genau ist verantwortlich für die positive Wirkung von Musik bei Schmerzen? Die aktuelle Forschung konnte schon mehrmals zeigen, wie Nervenimpulse im zentralen Nervensystem durch Emotionen und Gedankenprozesse beeinflusst werden.[10] Alles was einen von Schmerzen ablenkt, ist deswegen natürlich hilfreich, doch Musik scheint im Speziellen ein mächtiges Werkzeug dabei zu sein. Wenn man versteht, wie Musik im Verhältnis zu Schmerzen steht, besteht die Möglichkeit sich zum Teil bei Schmerzen selbst helfen zu können.

Eine andere Studie hat den Einfluss von Musik und Kunst auf unser Schmerzempfinden bzw. unsere individuelle Schmerzwahrnehmung untersucht. Den Teilnehmern wurden einerseits Kunstwerke ihrer Wahl zur Betrachtung vorgelegt und andererseits ihre Lieblingsmusik vorgespielt. Als Kontrolle wurde eine Gruppe der Teilnehmer absolut ruhigen Räumen ausgesetzt. Die individuell präferierte Musik hatte die stärkste Wirkung auf den empfundenen Schmerz. Umso besser die Teilnehmer das jeweilige Lied kannten, umso stärker war die positive Wirkung.[11] Musik, zu welcher wir eine starke Verbindung fühlen, erregt und zieht unsere Aufmerksamkeit auf sich, und beschäftigt unsere Emotionen. So sind wir optimal von Schmerz- oder Angstgefühlen abgelenkt.

Neben den Vorteilen des Hörens der individuellen Lieblingsmusik hat sich gezeigt, dass auch die Art der Musik einen entscheidenden Einfluss auf die positive Wirkung nimmt. Neuere Forschungsergebnisse konnten das im Verhältnis zu verschiedenen akustischen Eigenschaften der Musik (einschließlich der Dynamik) demonstrieren. In Bezug auf das Schmerzempfinden ist das Ergebnis eindeutig: Fröhliche Musik mit geringer Intensität und einem langsameren Tempo wirkt optimal auf das empfundene Schmerzempfinden.[12]

Musik wird therapeutisch und unterstützend weltweit bereits in einigen Kliniken erfolgreich eingesetzt, ob die Patienten Musik hören dürfen, sie zum Singen angeregt werden oder Instrumente gespielt werden. Das größte Potential von Musik beim Thema Schmerzen liegt mit Sicherheit bei chronischen Schmerzen. Immerhin ist fast ein Viertel der Bevölkerung davon aktuell betroffen, sei es auf Grund einer fortschreitenden Krankheit oder da ein Heilungsprozess (z.B. von einer Verletzung) länger dauert.

Neben den üblichen Behandlungsmethoden, ob Medikamente, Entspannungs- oder Dehnungsübungen, sollte Musik hier mehr Aufmerksamkeit genießen. Denn Musik hat im Vergleich zu Schmerzmitteln keine negativen Nebenwirkungen, kann einfachst an die individuellen Bedürfnisse angepasst werden und ist schlicht billig. Zudem kann Musik aus dem mit dem Schmerzzyklus verbundenen Stress und negativen Gedanken heraushelfen und kann heute überall und jederzeit, z.B. mit dem Smartphone, gehört werden. Musik hat ein unglaublich großes Potential bei der Schmerzbehandlung und sollte von jedem Betroffenen genutzt werden.

Warum Musik einen regenerierenden Schlaf fördert

Ein erholsamer Schlaf ist entscheidend in Bezug auf die körperliche Gesundheit und die geistige Verfassung. Neben dem reinen Regenerierungsprozess im Schlaf, ist der Schlaf ein Zustand, in welchem das Gedächtnis und Lernsysteme aktualisiert werden. Muskeln und Knochen werden parallel dazu erzeugt bzw. repariert. Ein tiefer Schlaf ermöglicht es unserem Körper und Gehirn giftige Nebenprodukte der Tagesaktivitäten loszuwerden, welche sich sonst ansammeln und Schäden verursachen könnten. Unsere Körper regulieren den Schlaf genauso, wie sie die Atmung, das Essens- und Trinkverhalten steuern. Das macht deutlich, dass der Schlaf eine ähnlich kritische Rolle bei unserer Gesundheit und unserem Wohlbefinden einnimmt, wie eben diese anderen lebensnotwendigen Aktivitäten auch.

Leider erfahren nicht alle Menschen einen erholsamen Schlaf - selbst nach einem anstrengenden Tag. Jeder dritte Erwachsene ist immerhin im Laufe seines Lebens von chronischen Schlafstörungen betroffen. Von chronisch kann man hierbei sprechen, wenn der Schlaf länger als einen Monat beeinträchtigt ist. Wer jeden Tag hohem Stress ausgesetzt ist leidet meist häufiger darunter. Bei älteren Menschen nimmt die Wahrscheinlichkeit von Schlaflosigkeit noch weiter zu.

Schlafmangel kann verheerende Auswirkungen auf den Gesundheitszustand haben. Das ganze Dilemma fängt bei kognitiven Defiziten, wie Gedächtnisschwäche, an und reicht bis zu psychologischen Problemen, wie Gemütszustands- und Angststörungen. Langfristig können Demenz oder Fettleibigkeit die Folgen sein. Vermutet werden darüber hinaus Zusammenhänge von Schlafmangel mit Depressionen, schnellerer Hautalterung und zahlreiche chronische Erkrankungen, wie Herzerkrankungen und Diabetes. Aus diesen und weiteren Gründen konnte sogar in einer Studie über 20 Jahre hinweg an 1500 Menschen gezeigt werden, dass Schlafmangel eindeutig das frühzeitige Sterberisiko erhöht und zwar bei chronischem Schlafmangel über mehrere Jahre hinweg bis zu 60%.[13] Und natürlich ist nicht zu vergessen, dass das Unfallrisiko exorbitant ansteigt, ob auf der Straße oder bei der Arbeit, wenn man nicht 100% wach ist. Tausende von Verkehrsunfällen können jedes Jahr darauf zurückgeführt werden. Letztendlich leidet sogar die Wirtschaft darunter, da die Produktivität müder Mitarbeiter logischerweise ebenfalls sinkt.

Jeder Mensch hat das Bedürfnis gut zu schlafen, so ist es auch nicht verwunderlich, dass Schlaflose schnell zu Schlafmitteln aus der Apotheke greifen. Das ist aber mit Sicherheit nur eine kurzfristige und vor allem hochriskante Lösung des Schlafproblems, da Schlafmittel meistens Risiken und schädliche Nebenwirkungen haben. Nicht selten können diese Mittel aus der Apotheke zu Abhängigkeiten und in der Folge zu Entzugserscheinungen führen. Neben Hilfsmitteln aus der Apotheke findet man eine ganze Armada an angepriesenen Mitteln für eine bessere Nachtruhe, ebenfalls mit fragwürdigen Risiken behaftet. Glücklicherweise gibt es auch alternative und sinnvollere Angebote, wie z.B. Yoga und Dehnübungen, zum Thema Schlaf am Markt. Doch ein mächtiges und unterschätztes Instrument für einen guten Schlaf stellt Musik dar.

Schon seit Jahrhunderten wird Musik erfolgreich als effektives Schlafmittel eingesetzt. Im 17. Jahrhundert litt der Graf Hermann Carl von Keyserlingk unter Schlafstörungen. Der Graf war ein Gönner von Johann Sebastian Bach und erzählte ihm von seinen Schlafproblemen. Daraufhin soll Bach für ihn angeblich die Goldberg-Variationen komponiert haben. Diese Klavierstücke haben einen derart sanften, beruhigenden und gleichzeitig leicht fröhlichen Charakter, dass das Einschlafen erleichtert werden kann. Probieren Sie es einfach mal aus.

Heute bestätigt die Wissenschaft die positive Wirkung von Musik auf den Schlaf. Entspannende, klassische Musik reduziert nachweislich Schlafprobleme.[14] Dazu wurde in einer Studie klassische Musik im Vergleich mit Audiobüchern in Bezug auf die Schlafwirkung analysiert. 45 min lang vor dem Zubettgehen hörten sich die Teilnehmer dazu die Musik bzw. das Audiobuch an. Während das Audiobuch keine messbare Wirkung hatte und vergleichbar mit einer Kontrollgruppe ohne Intervention war, wirkte die entspannende klassische Musik (hier: The Most Relaxing Classical, 2 CD, Edited by Virgin 1999) eindeutig positiv auf die Schlafqualität.[14]

Weitergehende Studien untersuchten den Einfluss selbst ausgewählter Musik auf die Schlafqualität der Probanden (651 Erwachsene). Am besten schnitt hier wiederum die Musik von Johann Sebastian Bach in Bezug auf eine Verbesserung der Schlafqualität ab. Gefolgt wurde Bach in folgender Reihenfolge von Ed Sheeran, Wolfgang Amadeus Mozart, Brian Eno, Frédéric Chopin und Coldplay. Das dominierende Musikgenre stellte Klassik dar.[15] Auf Grund der Vielfalt an Geschmäckern hinsichtlich Musik ist es vermutlich am sinnvollsten verschiedene, entspannende Musik auszuprobieren.

Mehrere Gründe können für die Wirkung von Musik auf die Schlafqualität verantwortlich gemacht werden:[15] Musik hilft in einen optimalen körperlichen und geistigen Zustand für die Schlafphase zu kommen. Zum einen verlangsamt sie die Unruhe im Kopf und verbessert die Stimmung, zum anderen hilft sie zu fokussieren. Das Tempo der Musik beeinflusst unsere Atmung und unterstützt dabei langsamer und ruhiger zu atmen. Musik kann die Träume beeinflussen und ein Gefühl von Sicherheit (bei vertrauter Musik) vermitteln. Zudem ist Musik schlicht eine willkommene Ablenkung, um negative Gedanken zu vergessen oder vom Arbeitstag besser abzuschalten. In einigen Fällen wirkt Musik sogar, da bestimmte störende Geräusche (Verkehrslärm, Tiergeräusche oder schnarchende Mitbewohner) ausgeschaltet werden, oder in anderen Fällen eine unerträgliche Ruhe ausgefüllt wird.

Musik hat eine lange Tradition als effizientes und sicheres Mittel bei Schlafstörungen. Das Tolle dabei ist: Für jeden Musikgeschmack lässt sich ein passendes Stück für einen besseren Schlaf finden. Und mit der Vielzahl an mobilen Geräten ist es auch kein Problem praktisch überall, ob zu Hause, im Flugzeug oder im Hotel, seine präferierte Einschlafmusik zu hören. Als Randbedingung neben der entspannenden Musik sollte der Schlafplatz generell dunkel und angenehm kühl (etwa 16 bis 19°C) sein, dann sind die Grundlagen für einen guten Schlaf geschaffen.

„Sprache und Musik definieren uns als Menschen.“

Aniruddh Pattel

(Psychologieprofessor)

Mit Musik das Gedächtnis fit halten und gegen Demenz vorgehen

Demenz und im speziellen Alzheimer sind leider in unserer alternden Gesellschaft auf dem Vormarsch und stellen uns vor eine ganze Reihe an Problemen. Musik kann hierbei ein Schlüssel sein, Demenzkranken zu helfen. Einige Demenzkranke können sich teilweise nicht mal an nahe Familienmitglieder erinnern, sind aber trotzdem in der Lage ihre Lieblingslieder zu singen. Nun stellt sich die Frage, was Musik bei Demenz bewirken kann.

Entgegen landläufiger Meinungen ist es für unser Gedächtnis alles andere als einfach Lieder zu lernen. Sobald sie aber im Gedächtnis gespeichert sind, werden wir sie nicht so schnell wieder los (denken Sie an Kinderlieder, welche Sie noch heute beherrschen) und sie sind jederzeit leicht abrufbar. Wie außergewöhnlich gut unser Gedächtnis in Bezug auf Musik funktioniert, hat eine interessante Studie aus dem Jahr 2010 anschaulich zeigen können. Den Studienteilnehmern wurden populäre Songs von 1960 bis ins Jahr 2000 für weniger als eine halbe Sekunde (exakt: 400 Millisekunden) vorgespielt. Bei ganzen 25% der Titel erkannten die Teilnehmer sowohl den Künstler als auch den Titel des Stücks,[16] und das im Bruchteil einer Sekunde. Das

Gedächtnis arbeitet bei Musik so präzise, dass uns nur eine winzige Momentaufnahme eines Liedes reicht, um es zu erkennen.

Einige Fallstudien bestätigen schon länger die Annahme, dass das musikalische Gedächtnis selbst bei Demenzkranken überproportional gut erhalten bleibt.[17] Ein ambitioniertes Forscherteam hat die Hintergründe dafür genauer untersucht. Sie fanden heraus, dass die Erinnerung an alte Lieder ganz spezielle Bereiche des Gehirns aktiviert und diese konnten sie genau lokalisieren (für Spezialisten: caudal anterior cingulate cortex, ventral presupplementary motor area). Parallel dazu entdeckten die Forscher, dass bei Alzheimerpatienten genau diese Bereiche besonders robust gegen die Schädigungen durch die Krankheit waren.[18]

Da die Musikalität auch bei Demenzkranken kaum eingeschränkt ist, profitieren diese natürlich vom gemeinsamen Singen und Musizieren enorm. In einigen Pflegeeinrichtungen wird die musikalische Beschäftigung der Patienten mittlerweile auch angewandt. In extremen Fällen, wo Angehörige gar keine Verbindung mehr zum Erkrankten erkennen, können sie trotzdem häufig immer noch Lieder gemeinsam singen und so eine Ebene finden, auf der sie sich wieder verbunden fühlen. So profitieren direkt die Betroffenen genauso wie die Angehörigen.

Die Vorteile von Musik gehen sogar noch weiter. Denn Musik liefert einen ziemlich guten Auslösereiz um auf autobiographische Erinnerungen zurückzugreifen.[19] Diese Art

Erinnerungen sind so wertvoll, da sie zum einen unser Identitätsbewusstsein stärken und zum anderen entscheidend sind für unsere emotionalen und sozialen Verbindungen zu nahen Angehörigen. Speziell die Songs, welche wir aus unserem jungen Erwachsenenalter (bis 30 Jahre) kennen, erwecken außergewöhnlich viele Erinnerungen. Jeder ältere Mensch kann also von Musik profitieren, Demenzkranke natürlich besonders.

Musik bietet darüber hinausgehend einen Weg mit Demenzkranken zu kommunizieren, denn Musik ist ein wichtiger Teil emotionaler Kommunikation.[20] Denken Sie an die Kommunikation zwischen Eltern und ihren Babys, bevor diese sprechen können. Die Eltern interagieren mit ihren Kleinen hauptsächlich über die Änderung ihrer jeweiligen Stimmlagen und um die Babys zum Schlafen zu bringen, besänftigt man sie mit einem Wiegenlied. Selbst später beim Sprechen ist die musikalische Änderung der Stimmlage essentiell, sonst würden wir alle wie Roboter und völlig gefühllos klingen. Selbst Lachen, Weinen oder Schreien sind nichts anderes als Änderungen im Rhythmus, der Lautstärke und der Tonlage.

Es ist natürlich schön zu erfahren, dass man mit Musik wieder mit Demenzkranken in Kontakt treten kann und dass ihre Erinnerungen damit zum Teil wieder erweckt werden, doch was bringt es den Erkrankten noch konkret? Tatsächlich verbessert Musik objektiv messbare Gesundheitsparameter und das Wohlbefinden. So wird z.B. das Niveau des Stresshormons Cortisol mit regelmäßigem Singen verringert.[21] Oder aber die Symptome von Depressionen reduzieren sich nachweislich,[22] was gerade für die nahen Angehörigen und Freunde der Demenzkranken ein Segen sein kann. Insgesamt verbessert Musik bei Menschen mit Demenz die Stimmungslage, das Gedächtnis und generell ihre Lebensqualität.[23]

Musikalische Ausbildung und IQ

Exekutive Funktionen (EF) bezeichnen in der Hirnforschung geistige Funktionen, die es dem Menschen erlauben sein Verhalten kontrolliert und geplant zu steuern, und sind eng mit akademischen Fähigkeiten verknüpft. Zu EF gehören u.a. strategische Planung, das Setzen von Zielen, Entscheidung für Prioritäten, das Arbeitsgedächtnis, Selbstkontrolle oder zielgerichtetes Koordinieren. All das sind wichtige mentale und kognitive Prozesse. EF sind daher aus dem Alltag nicht wegzudenken und geradezu unverzichtbar für ein selbstständiges Leben inkl. Selbstdisziplin, Umsetzungsstärke und ein gutes Zeitmanagement.

Einige Freizeitaktivitäten fördern und verbessern die EF, doch eine musikalische Ausbildung, ob instrumental oder vokal, nimmt hierbei eine Sonderstellung ein. Um den Zusammenhang zwischen Musik und EF zu beweisen, haben Wissenschaftler zwei Experimente durchgeführt: einmal mit 30 Erwachsenen (15 Musiker und 15 Nicht-Musiker) zwischen 18 und 35 Jahren alt und ein zweites Mal die gleiche Gruppenstärke nur mit Kindern (50% musizierten, der Rest wiederum nicht) zwischen 9 bis 12 Jahren. Egal ob Erwachsene oder Kinder, die Musiker schnitten bei Tests ihrer EF stets besser ab als die Nicht-Musiker. Die Erwachsenen-Musiker zeigten eindeutig erhöhte Leistungen in Bezug auf die kognitive Anpassungsfähigkeit, das Arbeitsgedächtnis und verbale Fähigkeiten.[24] Die Kinder, welche Musikunterricht bekamen, schnitten in Bezug auf ihre verbale Ausdrucksfähigkeit und Verarbeitungsgeschwindigkeit im Allgemeinen wesentlich besser ab, als die anderen gleichaltrigen Kinder.[24]

Um die Ergebnisse ihrer Untersuchung weiter zu validieren, nahmen die Forscher die Gehirne der teilnehmenden Kinder mit Hilfe der Magnetresonanztomographie nochmals genauer unter die Lupe. Und tatsächlich die Aktivitäten in den jeweils relevanten (abhängig von der Aufgabenstellung) Hirnregionen waren bei den Musikern stärker ausgeprägt als bei den Nicht-Musikern.[24] Diese kleine Studie legt nahe, dass die schon lange existierende Hypothese eines positiven Zusammenhangs zwischen Musizieren und akademischen Leistungen tatsächlich wahr ist. Exekutive Funktionen scheinen eine Erklärung für diese Verbindung zu sein, da die für akademische Leistungen relevanten Bereiche bei Musikern im Vergleich zu Nicht-Musikern verbessert sind, ob Verarbeitungsgeschwindigkeit oder das Arbeitsgedächtnis.

Kinder profitieren somit von ihrer musikalischen Ausbildung in der Schule und später im Studium und Beruf, da wichtige Bereiche der Exekutiven Funktionen sich bei ihnen besser entwickeln als ohne den Musikunterricht. Auch speziell bei älteren Menschen hat sich gezeigt, dass das Erlernen eines Instruments im Alter unser Gehirn optimal fördert und so lange voll funktionstüchtig bleibt. Bei der riesigen Auswahl an Musikinstrumenten und Stilrichtungen der Musik für jeden Geschmack, findet sich für jeden eine passende Möglichkeit. Günstig und ohne jede Anschaffungskosten ist natürlich eine Chormitgliedschaft.

*„Musik ist ein reines Geschenk und
eine Gabe Gottes, sie vertreibt den Teufel,
sie macht die Leute fröhlich und man
vergisst über sie alle Laster."*

Martin Luther

(zentrale Persönlichkeit der Reformation)

Singen im Chor macht nachweislich glücklicher und gesünder

Laut statistischem Bundesamt singen immerhin 1,3 Millionen Menschen in 23.000 Chören in Deutschland. Was erfreulich ist, denn das Singen im Chor hat einige Vorteile, ob gesundheitlich oder auf das Glück bezogen. Zunächst einmal kann man in einem Chor so schnell soziale Beziehungen zu anderen aufbauen, wie bei keiner anderen gemeinsamen Beschäftigung möglich, wie eine aktuelle Studie herausgefunden hat.[25] Das Zusammengehörigkeitsgefühl der Gruppe bei einem Chor ist einzigartig. Selbst bei großen Chören mit 80 und mehr Mitgliedern entsteht relativ schnell eine soziale Nähe und Vertrautheit. Forscher vermuten, dass durch das gemeinsame Singen unsere Vorfahren in der Lage waren, größere soziale Gruppen zu bilden als andere Primaten, die nicht gemeinsam sangen oder musizierten.[26]

Gerade heute wird dieses Thema in unserer Gesellschaft wieder relevant, in welcher die meisten sozialen Kontakte nur noch über Facebook, WhatsApp oder Twitter gemanagt werden und der direkte Kontakt und die direkte soziale Interaktion immer seltener werden. Selbst wenn Menschenmengen als Gruppe zusammen stehen, kann man beobachten, dass viele trotzdem nur auf ihr Smartphone fixiert sind. Singen in einem Chor kann hierbei helfen, wieder mehr Menschen in der realen Welt zu verbinden.

Musizieren im Allgemeinen fördert und fordert den Körper und Geist, doch speziell Singen bietet noch weitere Vorteile. Es verbessert langfristig die Atmung, indem das Atemvolumen vergrößert wird. Genauso profitiert die Haltung, was man bei Chormitgliedern gut erkennen kann. Und selbst Atemwegsbeschwerden können gelindert werden.[27] Musik und Singen mildert Schmerz und Leiden aller Art. Das hängt mit der Ausschüttung von Endorphinen während musikalischer Aktivität zusammen.[28] Endorphine sind natürliche Schmerzmittel und eine Ausschüttung dieser Stoffe lindert nicht nur Schmerzen, sondern fördert auch – individuell unterschiedlich empfunden – das Glücksempfinden. Einzelne Studien lassen sogar den Schluss zu, dass das Immunsystem vom Singen im Chor profitiert, indem das Stresshormon Kortison reduziert wird und Abwehrstoffe (hier: Immunoglobulin A) produziert werden.[29]

Singen kann, auch wenn es sich nicht immer für Zuhörende optimal anhört, praktisch jeder. Man braucht nichts (kein Instrument) dazu, weil man von Natur aus mit einem Stimmorgan ausgestattet ist, und man kann es somit überall und jederzeit praktizieren. Singen hilft selbst Menschen, die unter Demenz leiden. Gerade Verhaltensprobleme bei Demenzkranken kann man damit in den Griff bekommen.[30] Aktive Chormitglieder berichten, dass das

Einstudieren neuer Lieder und Kompositionen stimulierend auf die geistige Leistungsfähigkeit wirkt und ihr Gedächtnis ankurbelt.

Das empfundene Glück und Wohlbefinden steigt nachweislich nach dem gemeinsamen Singen in einem Chor.[31] Singen wirkt dabei stärker positiv, als einfach nur Musik zu hören oder gar über schöne Momente mit anderen zu plaudern. Einerseits wird davon ausgegangen, dass die beim Singen ausgeschütteten neurochemischen Substanzen, wie Endorphin, Dopamin oder Serotonin, dafür verantwortlich sind, andererseits spielt das Zusammensein mit anderen Menschen und gleichzeitig synchrones Singen im Chor sicherlich auch eine positiv verstärkende Rolle.

Echte soziale Beziehungen (nicht über Facebook und Co., sondern real und persönlich) scheinen, so wird vermutet, eine entscheidende Rolle bei unserer Gesundheit (auch körperlich) zu spielen. Tiefer greifende soziale Bindungen und Netzwerke tragen noch mehr zur Gesundheit bei, als z.B. das Rauchen aufzugeben.[32] Das soll jetzt bitte keinen Raucher davon abhalten, seine Sucht zu beenden, denn zum einen steigert Rauchen natürlich das Risiko eines frühzeitigen Todes erheblich und zum anderen ist mit einer Raucherlunge das Singen im Chor nur schwer möglich. In einem Chor kann man so leicht und schnell soziale Bindungen aufbauen, wie sonst nirgendwo. Auch von der Seite profitiert man also im Chor. Selbst wenn man nicht mit jedermann im Chor vernünftig sprechen kann, erfährt man trotzdem eine Gruppenzusammengehörigkeit, welche einen selbst in der Gemeinschaft verankert.

Seit Beginn der Menschheitsgeschichte war es zum Überleben notwendig Teil einer gut zusammenhaltenden Gruppe zu sein. Natürlich entstehen in solch einer Gruppe auch immer mal wieder Konflikte und bereits unsere Vorfahren mussten sich etwas einfallen lassen, um die Gruppe trotzdem fest zusammen halten zu können. Musik im Allgemeinen und speziell gemeinsames Singen könnte dazu entwickelt worden sein. Fast jeder Mensch hat eine natürlich gegebene Musikalität und kann so beim gemeinsamen Singen (z.B. im Chor) partizipieren. Singen stellt uns eine extrem kostengünstige Möglichkeit dar, dem Zerfall kommunaler Gemeinschaften (hin zu immer stärkerem Egoismus) entgegenzusteuern, und gleichzeitig die Gesundheit und das Wohlbefinden jedes Einzelnen zu steigern.

Körperlich fitter mit Unterstützung von Musik

Während der Aufwärmphase vor kurzzeitigen, hochintensiven körperlichen Anstrengungen Musik zu hören, verbessert die sportlichen Ergebnisse eindeutig.[33] 10 min lang beim Aufwärmen Musik mit sehr schnellem Tempo (>120 bis 140 bpm (Schlägen pro Minute)) per Kopfhörer zu hören, wirkt leistungssteigernd und das sowohl in Bezug auf die Spitzenleistung (p peak) als auch auf die Durchschnittsleistung (p mean).[33] Das Tolle ist: Das Ganze ist auch im Spitzensport völlig legal und mit Sicherheit absolut frei von Nebenwirkungen.

Musik, wie den meisten bekannt sein dürfte, ist ganz nebenbei auch im alltäglichen Training eine gute Motivationsquelle. Hierbei ist der Text, gerne als wiederholende Affirmation („We are the champions..." und ähnliche positive Lieder), bei vielen Sportlern wirkungsvoller als eine hohe Taktfrequenz, wie bei leistungssteigernder Musik kurz vor dem Wettkampf.

Die richtige Musik wirkt nicht nur motivierend, sondern tatsächlich leistungssteigernd. Forscher empfehlen 6 Kriterien bei der Auswahl der optimalen Musik zu folgen:

1) starker, vorwärts treibender Rhythmus
2) positive Liedtexte mit zum jeweiligen Training passenden Assoziationen
3) der Rhythmus sollte zum präferierten Tempo der ausgeführten Übungen passen
4) aufbauende Melodien sind zu bevorzugen
5) Songs, die zum Thema Sport, Training, Erfolg, Sieg passen
6) der eigene Musikgeschmack muss berücksichtigt werden, sonst ist die Motivation dahin

Bei Ausdauersportarten ist es von Vorteil einen Song mit gleichbleibendem Tempo zu wählen. Andernfalls kommt man aus seinem eigenen optimalen Tempo leicht raus.

Die wissenschaftlich untersuchten Resultate des Einsatzes von Musik als Motivator sind nicht zu unterschätzen: Musik reduziert die subjektive Wahrnehmung von körperlicher Anstrengung (niedrig bis moderat) um etwa 10%.[34] Passende Musik weckt positive Emotionen und hilft so mehr Freude am täglichen Training zu haben.

Musik lenkt effektiv von aufkommenden Gefühlen wie Müdigkeit, Erschöpfung oder gar Schmerzen ab, welche während körperlicher Anstrengungen aufkommen können. Das trifft v.a. bei Ausdauersportarten wie Laufen, Radfahren oder Schwimmen zu. Die Wirkung tritt dabei sowohl bei Anfängern als auch bei Profisportlern gleichermaßen ein. Einige Athleten setzen gezielt auf Musik, um vor einem Wettkampf ihren Fokus bzw. ihre Konzentration voll und ganz auf den Sport zu fokussieren und ablenkende Gedanken auszuschalten.

Mehrere Studien sehen einen Zusammenhang zwischen Musik und der Selbstmotivation, ausgelöst durch positive Emotionen. Anstrengendes Training fällt einem so wesentlich leichter.[34] Das Durchhaltevermögen, langfristig ein Trainingsprogramm durchzuführen, steigt mit Musik eindeutig an. Doch nicht nur Profisportler können davon profitieren. Gerade auch bei Rehabilations-, Physiotherapieprogrammen oder bei der Bewältigung chronischer Schmerzen kann Musik dazu beitragen teils anstrengende Übungen subjektiv einfacher zu empfinden und langfristig Erfolg zu haben.

„Musik ist die Stenographie des Gefühls.“

Leo Tolstoi

(russischer Schriftsteller)

Die Psyche liebt Klassik

Eine umfassende Studie hat sich zur Aufgabe gemacht zu ermitteln, wie unterschiedliche Arten oder Genres von Musik auf die Nervosität bzw. Anspannung, die Stimmungslage und die mentale Klarheit (mentaler Fokus) wirken. Knapp 150 Teilnehmer durften für je 15 min verschiedene Genres hören, um anschließend psychologische Tests zu absolvieren. Mit am schlechtesten schnitt dabei Rockmusik ab: Gemessene negative Vergleichsfaktoren, wie Feindseligkeit, Anspannung und Schwermut nahmen teilweise um 50% zu, wohingegen positive Faktoren, wie Entspannung, mentale Klarheit, Fürsorge und Elan, sich um über 20% verschlechterten. Sogenannte New Age Musik schnitt durchschnittlich ab: Zwar konnten Anspannungs- und Feindseligkeitsgefühle vermindert werden, parallel dazu büßten die Teilnehmer aber auch Elan und mentale Klarheit ein. Klassische Musik ging als Sieger der Studie hervor: Alle negativen Faktoren und Gefühle wurden reduziert, und gleichzeitig stellten sich eine leichte Entspannung und Elansteigerung ein – ohne die mentale Klarheit zu beeinträchtigen.[35]

Die psychologischen Aspekte von Musik sprechen bereits für Klassik als optimale Musik für die psychische Gesundheit. Doch wie sieht es mit eindeutigen körperlichen

Signalen aus? In einer anderen Studie wurde dazu Klassik mit Techno-Musik verglichen. Die Teilnehmer wurden jeweils 30 min mit Techno-Musik (Cyber-Trip, Techno Shock, Techno Magnetiko) und ein andermal mit klassischer Musik von Beethoven (Ludwig van Beethoven, Sinfonie Nr. 6 "Pastorale" op.68) beschallt. Bei der Techno-Musik schossen die Werte der Stresshormone in die Höhe. Nach 30 min Beethoven passierte das Gegenteil: Das Level des Stresshormons Cortisol fiel eindeutig.[36] Auch objektiv messbare Werte zeigen also, dass Klassik anderen Musikgenres in Bezug auf die gesundheitlichen Auswirkungen überlegen ist.

Ein andermal setzte man Studienteilnehmer bewusst Stresssituationen (hier: eine schwierige Prüfung) aus, um anschließend zu überprüfen mit welcher Musik der Stresslevel am schnellsten gesenkt werden konnte. Zur Auswahl stand die eigene Lieblingsmusik, klassische Musik und Heavy Metal Musik. Eine Vergleichsgruppe durfte gar nichts hören und wurde in einen absolut ruhigen Raum gesetzt. Nach der Stresssituation konnten die negativen emotionalen Zustände am effektivsten und schnellsten mit der Lieblingsmusik und klassischer Musik gesenkt werden. Der Ruheraum folgte auf dem zweiten Platz und die Heavy Metal Musik erhöhte das Stressempfinden sogar zusätzlich.[37] Mit seiner Lieblingsmusik (ausgenommen Heavy Metal und Techno) kann man somit sein Stresslevel effektiv senken. Ruhige klassische Musik ist dabei immer eine optimale Wahl.

Neben der unterschiedlichen Wirkung von einerseits entspannender und fröhlicher Musik (z.B. Renaissance Musik) und andererseits aufrüttelnder und unangenehmer Musik (z.B. Heavy Metal), existiert zusätzlich noch ein Unterschied der jeweiligen Musik bezogen auf Frau oder Mann. So reagieren Frauen deutlich empfindlicher auf unangenehme Musik als Männer. Bei Männern wird z.B. bei solch stressiger Musik das Enzym Amylase verstärkt ausgeschüttet.[38] Amylase befindet sich in unserem Speichel und hilft Stärke in Zucker zu verwandeln, um schnell Energie zur Verfügung zu haben. Normalerweise erhält man so eine Steigerung dieses Enzyms nur in Extremsituationen, wie z.B. beim Fallschirmspringen.

Jeder, der gerne Musik hört, sollte sich bewusst sein, dass unterschiedliche Musik unterschiedliche Wirkungen, sowohl geistig als auch körperlich hervorruft. Die Emotionen, damit auch das Verhalten, sind am stärksten betroffen. Ruhige klassische Musik bietet die meisten positiven Wirkungen ohne jedes Risiko und ohne Nebenwirkungen.

„Als ich 5 Jahre alt war, hat meine Mutter mir immer gesagt, dass Glück der Schlüssel zum Leben ist. Als ich zur Schule ging, fragten sie mich was ich werden will, wenn ich groß bin. Ich schrieb 'glücklich'. Sie sagten mir, dass ich die Aufgabe nicht verstanden habe, aber ich sagte ihnen, dass sie das Leben nicht verstanden haben. "

John Lennon

(britischer Musiker, Komponist, Autor, Filmschauspieler und Friedensaktivist)

Wissenschaftliches Quellenverzeichnis:

1. Health care practices in ancient Greece: The Hippocratic ideal. **Journal of Medical Ethics and History of Medicine** 2014; 7: 6, Christos F. Kleisiaris, Chrisanthos Sfakianakis, Ioanna V. Papathanasiou

2. Hans Engel: Die Stellung des Musikers im arabisch-islamischen Raum. **Verlag für systematische Musikwissenschaft**, Bonn 1987

3. Phonograph in Operating-Room **JAMA** 1914;LXII(23): 1829, Evan O'Neill Kane

4. Relaxing music as pre-medication before surgery: a randomised controlled trial. **Acta Anaesthesiologica Scandinavica** 2009 Jul;53(6):759-64, Bringman H, Giesecke K, Thörne A, Bringman S

5. Music for pain and anxiety in children undergoing medical procedures: a systematic review of randomized controlled trials. **Ambulatory Pediatrics** 2008 Mar-Apr;8(2):117-28, Klassen JA, Liang Y, Tjosvold L, Klassen TP, Hartling L

6. Listening to mozart reduces allergic skin wheal responses and in vitro allergen-specific IgE production in atopic dermatitis patients with latex allergy. **Behavioral Medicine** 2003 Spring;29(1):15-9, Kimata H

7. The effectiveness of music in relieving pain in cancer patients: a randomized controlled trial. **International Journal**

of Nursing Studies 2010 Nov;47(11):1354-62, Huang ST, Good M, Zauszniewski JA
8. Music therapy results for ICU patients. **Dimensions of critical care nursing.** 1990 Jan-Feb;9(1):39-45, Updike P
9. Music for pain relief. **Cochrane Database of Systematic Reviews** 2006 Apr 19;(2):CD004843, Cepeda MS, Carr DB, Lau J, Alvarez H
10. From the gate to the neuromatrix. **Pain** 1999 Aug;Suppl 6:S121-6, Melzack R
11. An investigation of the effects of music and art on pain perception. **Psychology of Aesthetics, Creativity, and the Arts** 2008, 2(3), 162-170, Mitchell, L. A., MacDonald, R. A. R., & Knussen, C.
12. Acoustic analysis and mood classification of pain-relieving music. **The Journal of the Acoustical Society of America** 2011 Sep;130(3):1673-82, Knox D, Beveridge S, Mitchell LA, MacDonald RA
13. Persistent Insomnia is Associated with Mortality Risk. **The American Journal of Medicine** 2015 Volume 128, Issue 3, Pages 268–275, Sairam Parthasarathy, Monica M. Vasquez, Marilyn Halonen, Richard Bootzin, Stuart F. Quan, Fernando D. Martinez, Stefano Guerra
14. Music improves sleep quality in students. **Journal of Advanced Nursing** 2008 62(3), 327–335, Laszlo Harmat, Johanna Takacs, Robert Bodizs
15. How does music help us to sleep? **European Society for the Cognitive Sciences of Music**, Manchester, UK, August 2015, T. Trahan, S. Durrant, D. Mullensiefen, C. Mulligan, and V.J Williamson

16. Plink: "Thin Slices" of Music. **Music Perception: An Interdisciplinary Journal** 2010, Vol. 27, No. 5 (June 2010), pp. 337-354, Carol L. Krumhansl
17. Music, memory, and Alzheimer's disease: is music recognition spared in dementia, and how can it be assessed? **Medical Hypotheses** 2005, Lola L. Cuddy, Jacalyn Duffin
18. Why musical memory can be preserved in advanced Alzheimer's disease. **BRAIN** 2015, Volume 138, Issue 8, 2438-2450, Jörn-Henrik Jacobsen, Johannes Stelzer, Thomas Hans Fritz, Gael Chételat, Renaud La Joie, Robert Turner
19. Effect of Aging on Music-Evoked Autobiographical Memory. **Proceedings of the 5th International Conference of Students of Systematic Musicology**, Montreal, Canada, May 24-26, 2012, Meghan Collett, Janice Lee, Kevin Shabahang, Ashley D. Vanstone, Lola L. Cuddy
20. The emotional antecedents to the evolution of music and language. **MUSICAE SCIENTIAE** (the Journal of the European Society for the Cognitive Sciences of Music) 2009, Volume: 13 issue: 2_suppl, page(s): 229-259, Jaak Panksepp
21. Singing modulates mood, stress, cortisol, cytokine and neuropeptide activity in cancer patients and carers. **Ecancermedicalscience** 2016; 10: 631, Daisy Fancourt, Aaron Williamon, Livia A Carvalho, Andrew Steptoe, Rosie Dow, Ian Lewis
22. Effects of music on depression in older people: a randomised controlled trial. **Journal of Clinical Nursing** 2012, 21: 776–783, Chan, M. F., Wong, Z. Y., Onishi, H. and Thayala, N. V.

23. Delivering a Music Intervention in a Randomized Controlled Trial Involving Older People With Dementia: Musician Experiences and Reflections. **Music and Medicine** 2010, Vol 2, No 4, Scott Harrison, Marie Cooke, Wendy Moyle, David Shum, Jenny Murfield
24. Behavioral and Neural Correlates of Executive Functioning in Musicians and Non-Musicians. **PLoS ONE** 2014 9(6): e99868, Zuk J, Benjamin C, Kenyon A, Gaab N
25. The ice-breaker effect: singing mediates fast social bonding. **Royal Society Open Science** 2015.DOI: 10.1098, Eiluned Pearce, Jacques Launay, Robin I. M. Dunbar
26. Singing and social bonding: changes in connectivity and pain threshold as a function of group size. **Evolution & Human Behavior** 2016Volume 37, Issue 2, Pages 152–158, Daniel Weinstein, Jacques Launay, Eiluned Pearce, Robin I.M. Dunbar, Lauren Stewart
27. Singing for health: an exploration of the issues. **Health Education** 2002 Vol. 102 Issue: 4, pp.156-162, Rosie Stacy, Katie Brittain, Sandra Kerr
28. Music and social bonding: "self-other" merging and neurohormonal mechanisms **Frontiers in Psychology** 2014 5:1096, Tarr B, Launay J and Dunbar RIM
29. Choral Singing, Performance Perception, and Immune System Changes in Salivary Immunoglobulin A and Cortisol. **Music Perception: An Interdisciplinary Journal** 2000 Vol. 18, No. 1 (Fall, 2000), pp. 87-10, R. J. Beck, T. C. Cesario, A. Yousefi and H. Enamoto
30. Music and Dementias: A Review of Literature. **Journal of Music Therapy** 1997 34 (4): 204-245, Melissa Brotons, Susan M. Koger, Patty Pickett-Cooper

31. Group singing fosters mental health and wellbeing: findings from the East Kent "singing for health" network project. **Mental Health and Social Inclusion** 2011 Vol. 15 Issue: 2, pp.88-97, Stephen Clift, Ian Morrison
32. Social Relationships and Mortality Risk: A Meta-analytic Review 2010 **PLoS Med** 7(7): e1000316, Holt-Lunstad J, Smith TB, Layton JB
33. The Effects of Music on High-intensity Short-term Exercise in Well Trained Athletes. **Asian Journal of Sports Medicine** 2012 Dec; 3(4): 233–238 Mohamed Jarraya, PhD, Hamdi Chtourou, PhD, Asma Aloui, PhD, Omar Hammouda, PhD, Karim Chamari, PhD, Anis Chaouachi, PhD, and Nizar Souissi, PhD
34. Music in the exercise domain: a review and synthesis (Part I) **International Review of Sport and Exercise Psychology** 2012 Mar; 5(1): 44–66, Costas I. Karageorghis and David-Lee Priest
35. The effects of different types of music on mood, tension, and mental clarity. **Alternative Therapies in Health and Medicin**e 1998 Jan;4(1):75-84, McCraty R, Barrios-Choplin B, Atkinson M, Tomasino D
36. Neuroendocrine responses of healthy volunteers to 'techno-music': relationships with personality traits and emotional state. **International Journal of Psychophysiology** 1998 Jan;28(1):99-111, Gerra G, Zaimovic A, Franchini D, Palladino M, Giucastro G, Reali N, Maestri D, Caccavari R, Delsignore R, Brambilla F
37. Coping with stress: the effectiveness of different types of music. **Applied Psychophysiology and Biofeedback** 2007 Dec;32(3-4):163-8, Labbé E, Schmidt N, Babin J, Pharr M

38. Sex differences in emotional and psychophysiological responses to musical stimuli. **International Journal of Psychophysiology** 2006 Nov;62(2):300-8, Nater UM, Abbruzzese E, Krebs M, Ehlert U

*„Musik drückt aus,
was nicht gesagt werden kann
und worüber zu schweigen unmöglich ist."*

Victor Hugo
(französischer Schriftsteller)

Glücklicher und gesünder mit einem Strandurlaub:

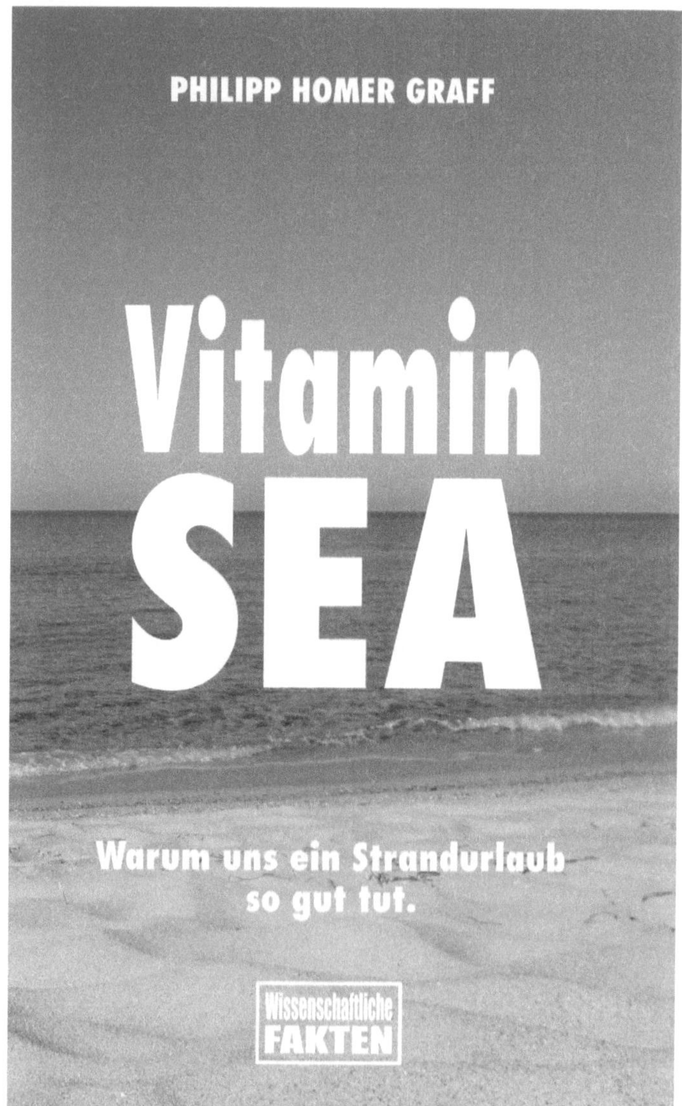

Glück muss nicht kompliziert sein:

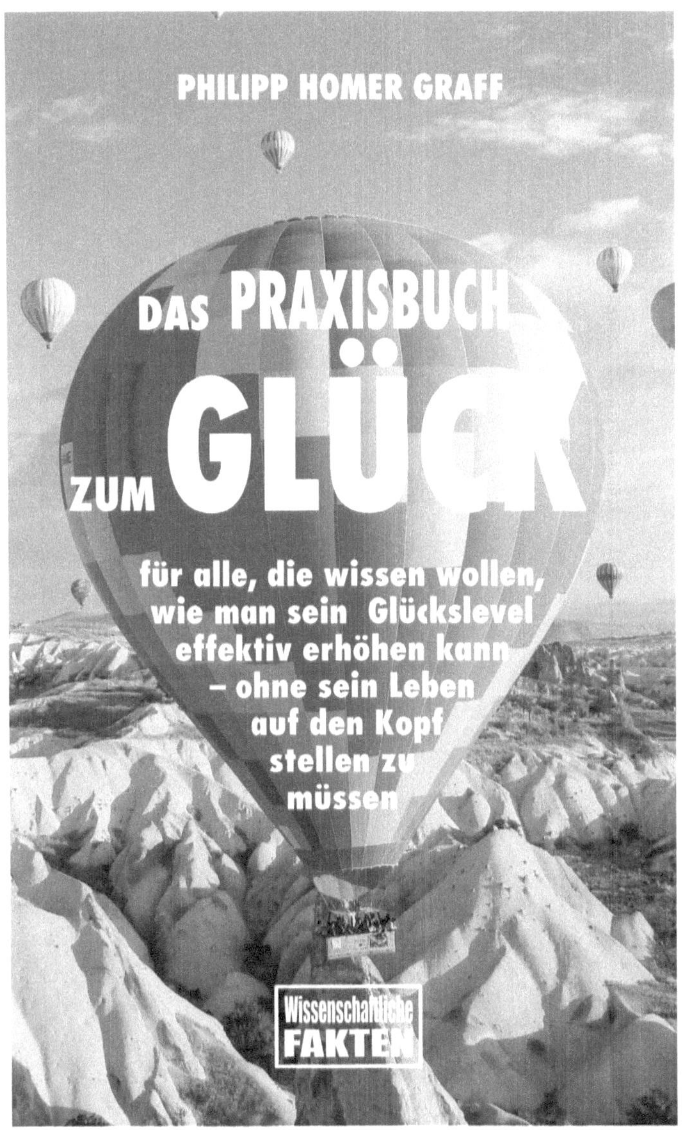

Wie Sie Ihren Körper effektiv mit Lebensmitteln schützen:

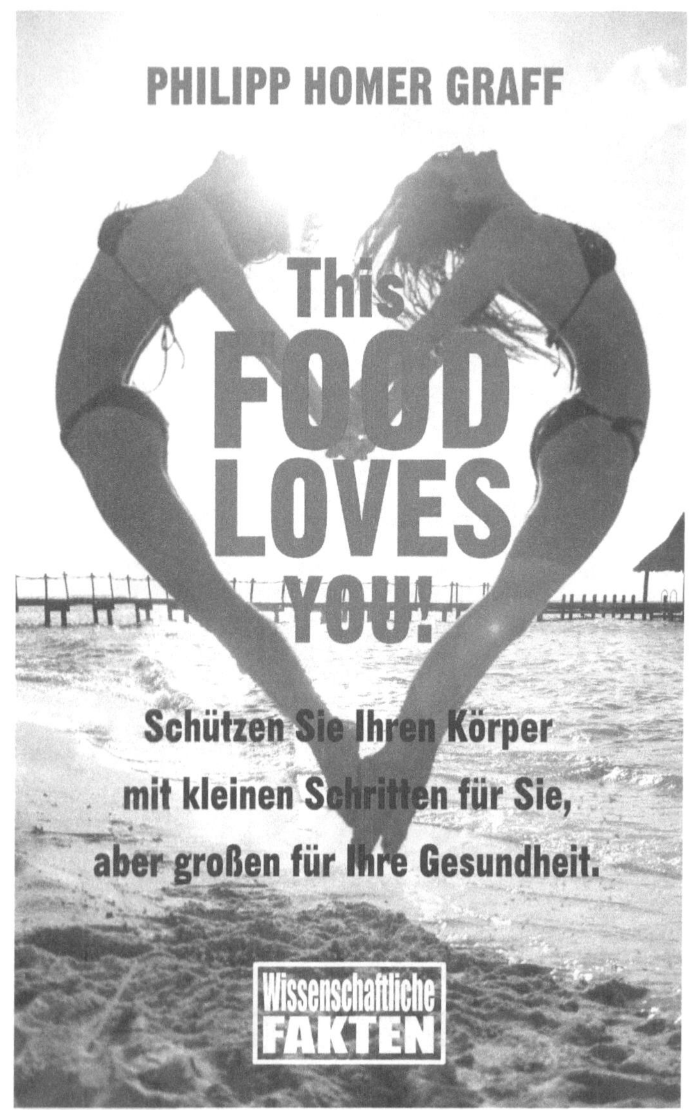

Leben ohne Herzinfarkt-Risiko:

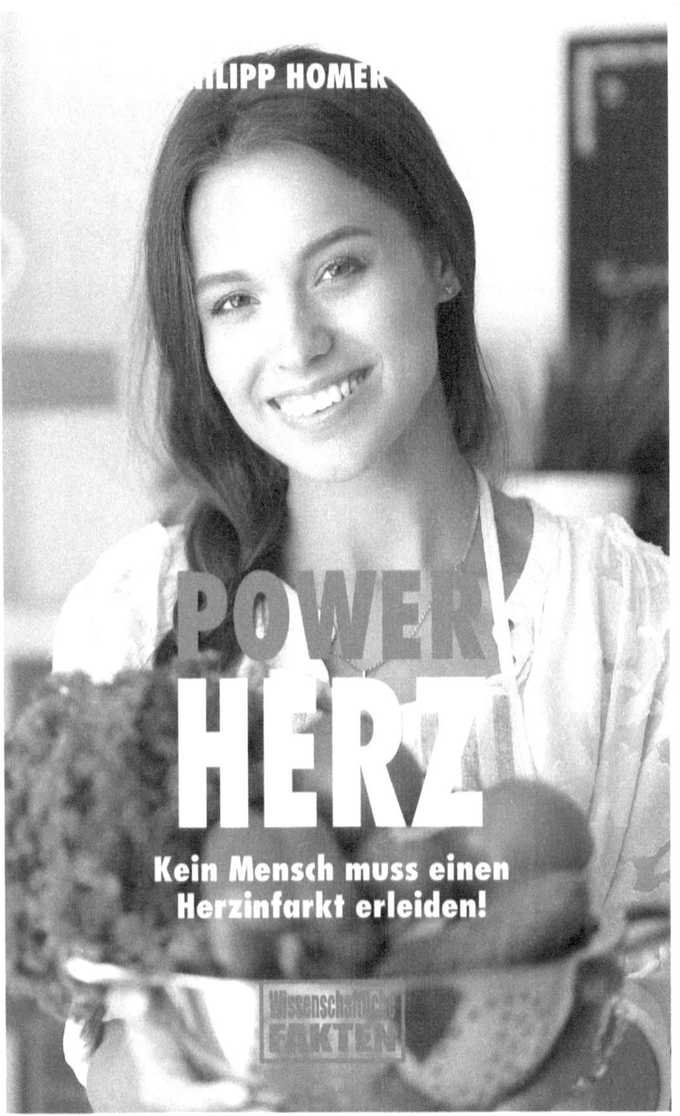

Schritt für Schritt zum Idealgewicht:

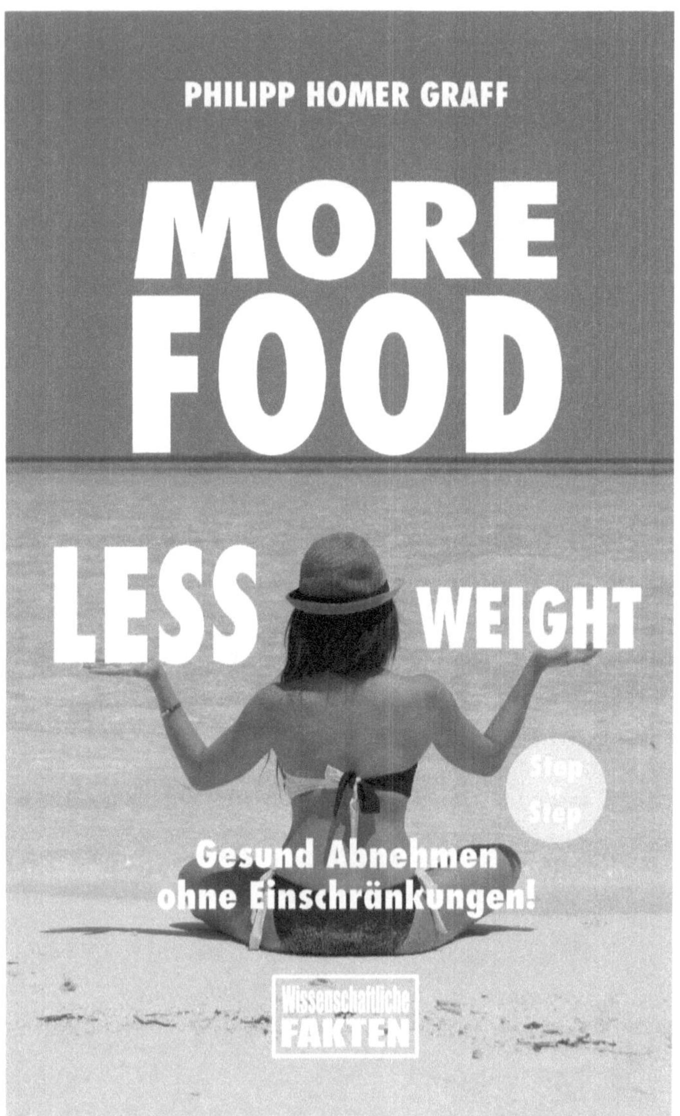

Die Ernährung, wie die Natur sie vorgesehen hat und die Wissenschaft sie bestätigt:

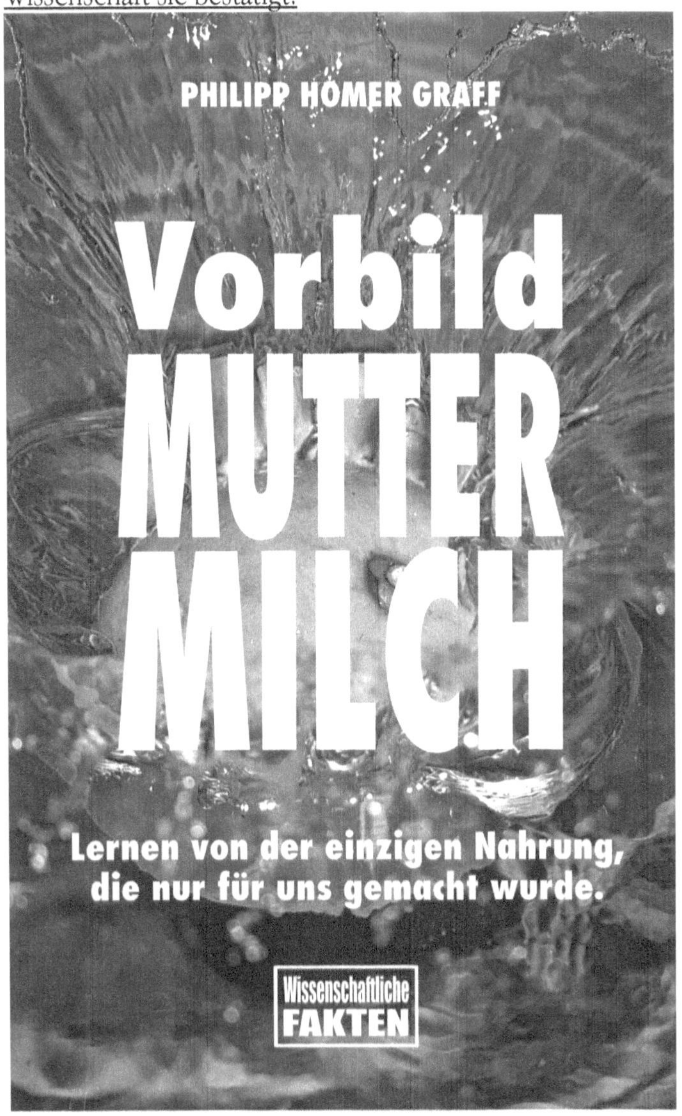

Gesund mit einer starken Darmflora:

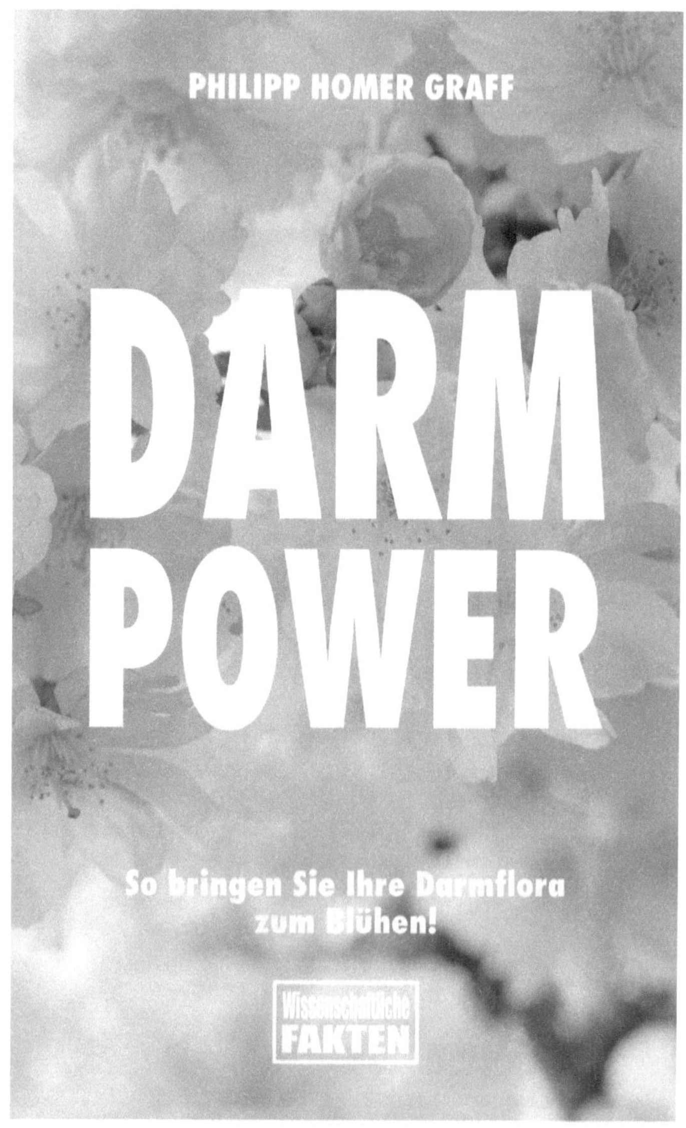

Mit Denknahrung zu geistigen Höhenflügen:

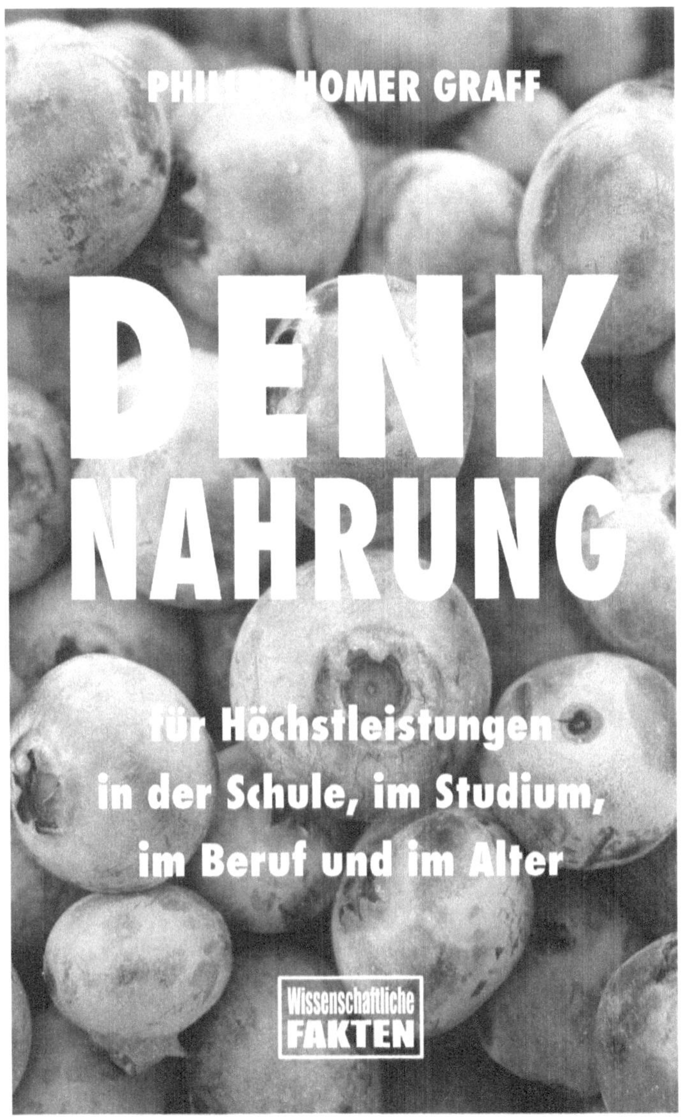

Das Ende der Impotenz:

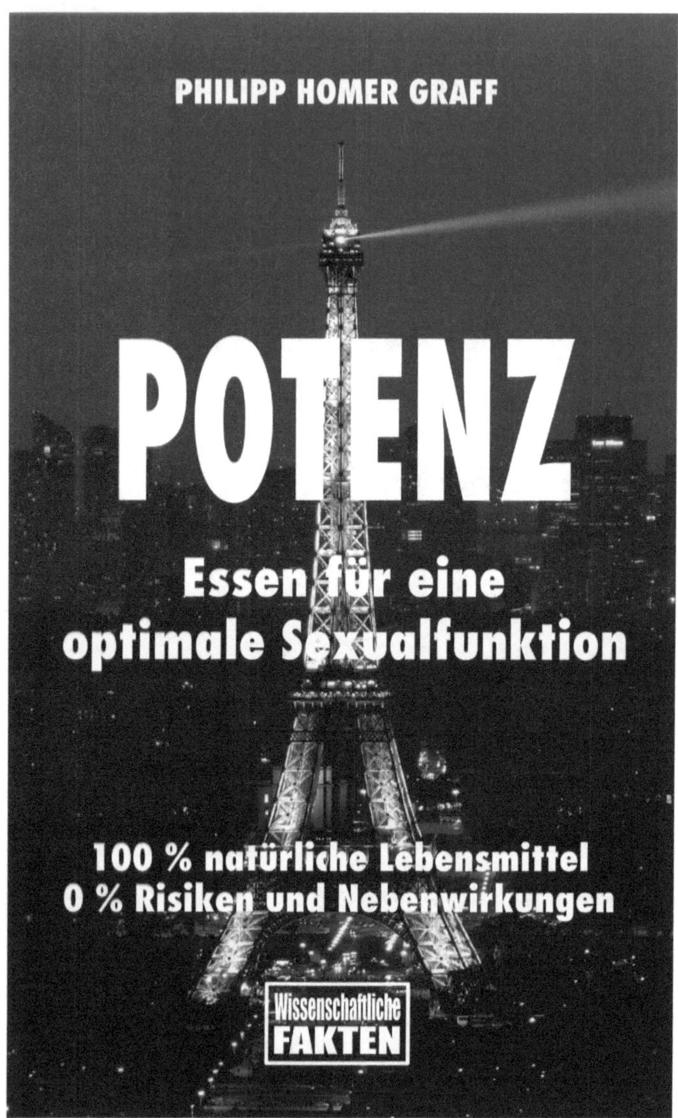

Von der Silber- zur Goldmedaille mit der Kraft der Natur:

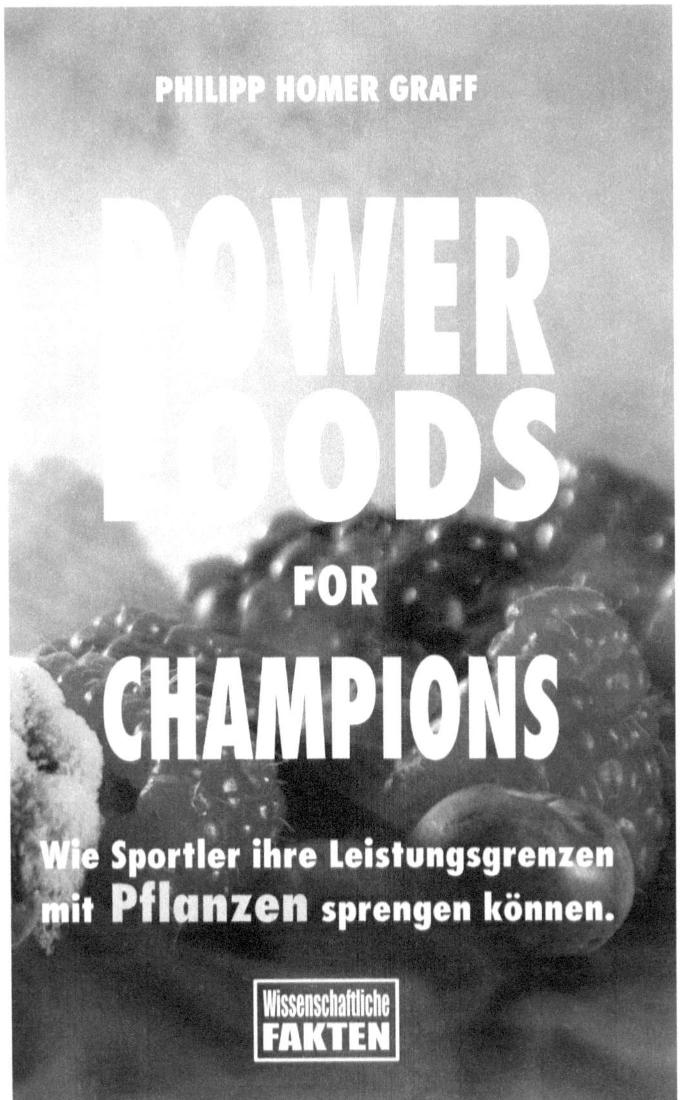

Die Ernährung der Eliteathleten:

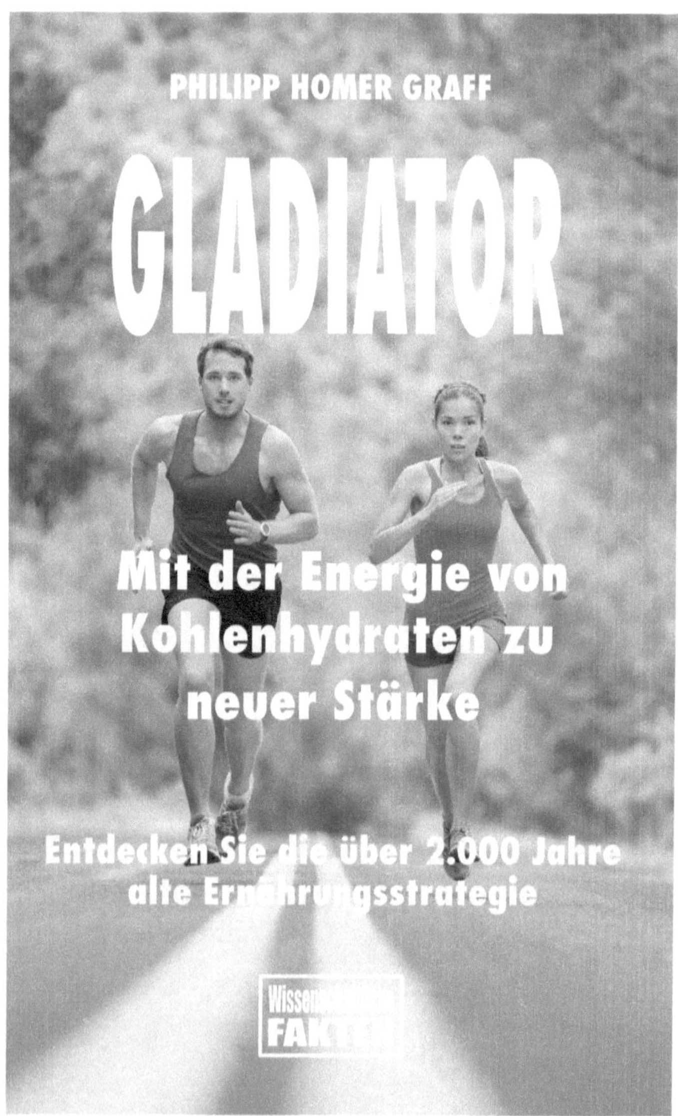

www.ingramcontent.com/pod-product-compliance
Lightning Source LLC
Chambersburg PA
CBHW031426250726
48656CB00002B/858

* 9 7 8 1 9 7 4 2 0 9 9 0 3 *